INTRODUCCIÓN

Aldara , nombre comercial del medicamento imiquimod , es un medicamento tópico que se usa principalmente para tratar ciertas afecciones cutáneas. Pertenece a una clase de fármacos llamados modificadores de la respuesta inmunitaria. A diferencia de muchos tratamientos tópicos que atacan directamente a las células afectadas, el imiquimod actúa estimulando el sistema inmunitario para combatir la enfermedad. Este artículo busca ofrecer una descripción general completa de Aldara , incluyendo sus usos, su mecanismo de acción, las pautas de aplicación, los posibles efectos secundarios y las precauciones esenciales para su uso seguro y eficaz.

¿QUÉ ES IMIQUIMOD (ALDARA)?

El imiquimod es un compuesto sintético que actúa como agonista del receptor tipo Toll 7 (TLR7). El TLR7 es una proteína presente en las células inmunitarias que, al activarse, desencadena la liberación de citocinas, moléculas señalizadoras que ayudan a regular el sistema inmunitario. Esta respuesta inmunitaria es crucial para combatir infecciones y el crecimiento celular anormal. Aldara está disponible en crema, generalmente al 5% de concentración, y se aplica directamente sobre las zonas de piel afectadas.

Afecciones tratadas con Aldara (imiquimod)

Aldara se prescribe principalmente para el tratamiento de las siguientes afecciones:

- **Verrugas genitales y perianales (condilomas) Acuminata):** Este es uno de los usos más comunes de Aldara . Estas verrugas son causadas por el virus del papiloma humano (VPH), una infección de transmisión sexual. El imiquimod ayuda al cuerpo a eliminar la infección por VPH, lo que provoca la desaparición de las verrugas. Es eficaz para las verrugas genitales externas y perianales, es decir, las verrugas en los genitales externos o alrededor del ano.

- **Carcinoma basocelular superficial (CCBS):** El CCS es un tipo de cáncer de piel que afecta la capa más externa de la piel. El imiquimod está aprobado para tratar el CCS en el tronco, el cuello y las extremidades (brazos y piernas) cuando la extirpación quirúrgica no se considera adecuada. Es fundamental tener en cuenta que Aldara solo debe usarse para el CCS tras su confirmación mediante biopsia.

- **Queratosis actínica (queratosis solar):** Las queratosis actínicas son lesiones cutáneas precancerosas causadas por la exposición prolongada al sol. Se presentan como manchas ásperas y escamosas en la piel, generalmente en la cara, el cuero cabelludo, las orejas y el dorso de las manos. Aldara puede usarse para tratar las queratosis actínicas y reducir el riesgo de que se conviertan en carcinoma de células escamosas, otro tipo de cáncer de piel.

EL MECANISMO DE ACCIÓN
La eficacia de Aldara reside en su capacidad para aprovechar el

poder del sistema inmunitario. Su mecanismo de acción se resume de la siguiente manera:

1. **Activación de TLR7:** El imiquimod se une a los receptores TLR7 y los activa en las células inmunes, particularmente en las células dendríticas plasmocitoides (pDC).
2. **Liberación de citocinas:** la activación de TLR7 desencadena la liberación de varias citocinas, incluidas el interferón alfa (IFN-α), la interleucina-12 (IL-12) y el

factor de necrosis tumoral alfa (TNF-α).

3. **Reclutamiento y activación de células inmunes:** estas citocinas actúan como mensajeros, atrayendo otras células inmunes al área tratada, como las células asesinas naturales (NK), las células T y los macrófagos.

4. **Efectos antivirales y antitumorales:** Las células inmunitarias reclutadas y activadas actúan entonces para destruir las células infectadas por el virus (en el caso de las verrugas

genitales) o las células cancerosas anormales (en el caso del carcinoma basocelular escamoso y las queratosis actínicas). El IFN-α, en particular, posee potentes propiedades antivirales y antitumorales. Inhibe la replicación viral y promueve la apoptosis (muerte celular programada) en células anormales. La IL-12 potencia la actividad de las células NK y las células T, lo que refuerza aún más la respuesta inmunitaria.

DIRECTRICES DE APLICACIÓN PARA ALDARA (IMIQUIMOD)

La correcta aplicación de Aldara es crucial para lograr los resultados deseados y minimizar los posibles efectos secundarios. Las instrucciones variarán ligeramente según la afección a tratar, pero los principios generales son los mismos:

- **Lavar y secar el área:** antes de aplicar Aldara, lave el área afectada con agua y jabón suave y séquela completamente.
- **Aplicar una capa fina:** Aplique una capa fina de

crema sobre la zona afectada, asegurándose de cubrirla por completo. Evite aplicar cantidades excesivas.

- **Frote suavemente:** frote suavemente la crema sobre la piel hasta que ya no sea visible.

- **Lávese las manos:** Lávese bien las manos después de aplicar la crema para evitar que el medicamento se extienda a otras áreas.

- **Frecuencia y duración:** La frecuencia y duración del tratamiento variarán dependiendo de la condición:

- **Verrugas genitales:** Generalmente se aplica tres veces por semana (p. ej., lunes, miércoles y viernes) antes de acostarse. La crema debe dejarse actuar de 6 a 10 horas y luego enjuagarse con agua y jabón suave. El tratamiento puede durar hasta 16 semanas.
- **Carcinoma basocelular superficial:** Generalmente se aplica cinco veces por semana

(p. ej., de lunes a viernes) antes de acostarse. La crema debe dejarse actuar sobre la piel durante aproximadamente 8 horas y luego enjuagarse. El tratamiento puede continuar durante 6 semanas.

- **Queratosis actínica:** Generalmente se aplica dos veces por semana (p. ej., lunes y jueves) antes de acostarse. La crema debe dejarse actuar sobre la piel durante aproximadamente 8 horas y luego enjuagarse. El tratamiento puede continuar durante 16 semanas.

- **Evite los vendajes oclusivos:** no cubra el área tratada con vendajes o apósitos herméticos a menos que su médico se lo indique específicamente.
- **Protección solar:** Minimice la exposición solar en la zona tratada. Use ropa protectora y protector solar con FPS alto.

POSIBLES EFECTOS SECUNDARIOS DE ALDARA (IMIQUIMOD)

Aunque Aldara suele tolerarse bien, puede causar efectos secundarios, especialmente en el lugar de aplicación. Estos efectos secundarios suelen ser de intensidad leve a moderada y tienden a desaparecer tras la interrupción del tratamiento.

- **Efectos secundarios comunes:**
    - **Reacciones cutáneas:** Los efectos secundarios más comunes son reacciones cutáneas en

el lugar de aplicación, como enrojecimiento, picazón, ardor, dolor , descamación, formación de costras e hinchazón. Estas reacciones indican que el sistema inmunitario está respondiendo al medicamento.

- **Cambios en el color de la piel:** Algunas personas pueden experimentar cambios en el color de la piel, como hipopigmentación (aclaramiento de la

piel) o hiperpigmentación (oscurecimiento de la piel), en el área tratada.
- **Síntomas parecidos a la gripe:** algunas personas pueden experimentar síntomas parecidos a la gripe, como fatiga, dolor de cabeza, dolores musculares y fiebre, especialmente durante las primeras semanas de tratamiento.

- **Efectos secundarios menos comunes, pero más graves:**

- **Reacciones cutáneas graves:** En casos raros, Aldara puede provocar reacciones cutáneas graves, como ampollas, ulceraciones o lesiones en la piel.
- **Infección:** El área tratada puede infectarse, especialmente si la piel está rota o ulcerada.
- **Reacciones autoinmunes:** En raras ocasiones, el imiquimod se ha asociado con

reacciones autoinmunes.

PRECAUCIONES Y CONTRAINDICACIONES

Antes de usar Aldara , es fundamental informar a su médico sobre cualquier condición médica preexistente, alergias y medicamentos que esté tomando. Aquí tiene algunas precauciones importantes que debe considerar:

- **Embarazo y lactancia:** La seguridad de Aldara durante el embarazo y la lactancia no se ha establecido completamente. Solo debe usarse si los beneficios potenciales superan los riesgos. Consulte con su médico antes de usar Aldara si está embarazada, planea quedar embarazada o está amamantando.

- **Sistema inmunológico debilitado:** si tiene un sistema inmunológico debilitado debido al VIH/SIDA, un trasplante de órganos u otras afecciones médicas, puede ser más susceptible a los efectos secundarios de Aldara.

- **Heridas abiertas o infecciones:** Evite aplicar Aldara en heridas abiertas, llagas o áreas de piel infectadas.

- **Otras afecciones de la piel:** Informe a su médico si tiene otras afecciones de la piel, como eczema o psoriasis, ya que Aldara puede empeorar estas afecciones.
- **Interacciones con otros medicamentos:** Aunque Aldara es un medicamento tópico, puede interactuar con otros medicamentos. Asegúrese de informar a su médico sobre todos los medicamentos que esté tomando, incluyendo los recetados, los de venta libre y los suplementos herbales.

- **Exposición al sol:** Minimice la exposición al sol en la zona tratada. Use ropa protectora y protector solar con FPS alto, incluso en días nublados.
- **No cubra el área con vendajes:** a menos que se lo indique su médico, evite usar vendajes oclusivos o envolturas a menos que se lo indiquen.

CUÁNDO BUSCAR ATENCIÓN MÉDICA

Es importante contactar a su médico si experimenta alguno de los siguientes síntomas:

- Reacciones cutáneas graves o que empeoran en el lugar de aplicación.
- Signos de infección, como pus, enrojecimiento o hinchazón.
- Síntomas parecidos a la gripe que son graves o persistentes.
- Cualquier otro síntoma inusual o preocupante.

Consideraciones importantes

- **Finalización del tratamiento:** Es fundamental completar todo el tratamiento prescrito por el médico, incluso si la afección cutánea parece estar mejorando. Interrumpir el tratamiento prematuramente puede provocar una reaparición de la afección.

- **Citas de seguimiento:** Asista a todas las citas de seguimiento programadas con su médico para controlar su progreso y evaluar posibles efectos secundarios.

- **Almacenamiento:**
Conserve la crema Aldara a temperatura ambiente, alejada del calor y la humedad. Manténgala fuera del alcance de los niños.

CONCLUSIÓN

Aldara (imiquimod) es un medicamento tópico eficaz que aprovecha el sistema inmunitario para tratar diversas afecciones cutáneas, como verrugas genitales, carcinoma basocelular superficial y queratosis actínica . Si bien es generalmente seguro y eficaz, es importante usar Aldara según las indicaciones de su médico y conocer los posibles efectos secundarios y precauciones. Si tiene alguna duda o pregunta sobre Aldara , consulte con su médico u otro profesional de la salud. Al comprender cómo funciona Aldara y seguir las instrucciones de aplicación adecuadas, podrá maximizar sus beneficios y minimizar el riesgo de efectos adversos.

EL FIN

Printed in Dunstable, United Kingdom